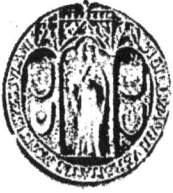

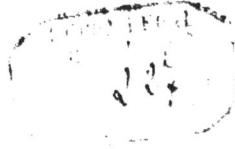

Le
Drainage de la Vessie

Et de la Loge Prostatique

après la

Prostatectomie transvésicale totale

MONTPELLIER
G. FIRMIN, MONTANE ET SICARDI

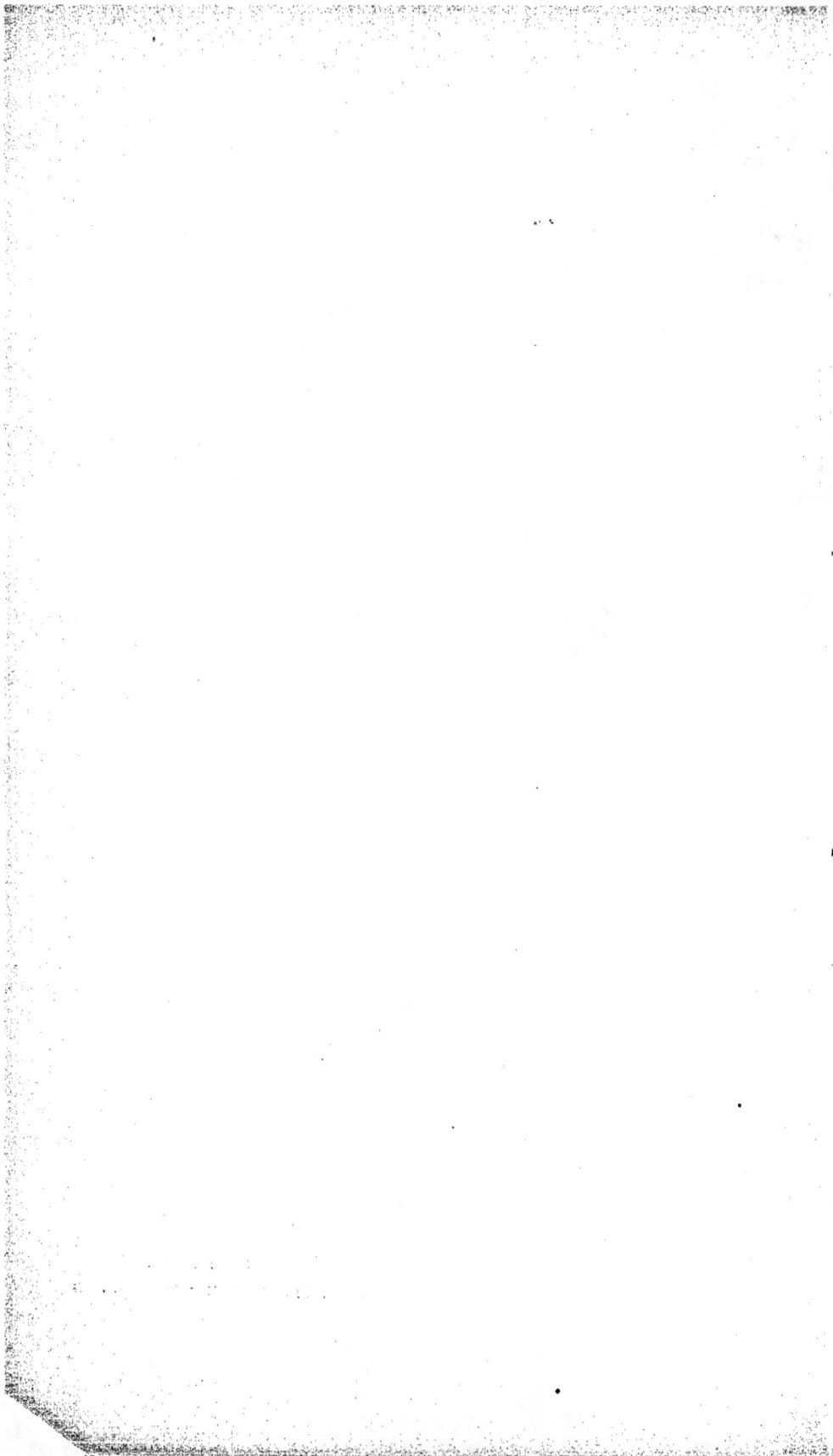

LE

DRAINAGE DE LA VESSIE

ET DE LA LOGE PROSTATIQUE

APRÈS

LA PROSTATECTOMIE TRANSVÉSICALE TOTALE

PAR

Jules VALLON

DOCTEUR EN MÉDECINE

Ancien Externe des Hôpitaux de Marseille (Concours 1900)
Ancien Interne des mêmes Hôpitaux (Concours 1903)

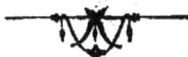

MONTPELLIER
IMPRIMERIE Gustave FIRMIN, MONTANE et SICARDI
Rue Ferdinand-Fabre et quai du Verdauson
—
1906

Te 100
170

A LA MÉMOIRE DE MON PÈRE

A MA MÈRE

A MES DEUX FRÈRES

A MON ONCLE

LE DOCTEUR Jules VALLON, DE MARSEILLE

A MES PARENTS

J. VALLON.

A MONSIEUR LE DOCTEUR J. ESCAT

CHARGÉ DE COURS DES MALADIES GÉNITO-URINAIRES A L'ÉCOLE DE MÉDECINE
DE MARSEILLE

A MON PRÉSIDENT DE THÈSE

MONSIEUR LE DOCTEUR FORGUE

PROFESSEUR DE CLINIQUE CHIRURGICALE A LA FACULTÉ DE MÉDECINE
DE MONTPELLIER

J. VALLON.

LE
DRAINAGE DE LA VESSIE

ET DE LA LOGE PROSTATIQUE

APRÈS

LA PROSTATECTOMIE TRANSVÉSICALE TOTALE

La valeur thérapeutique de la prostatectomie totale est aujourd'hui indiscutée ; les rapports des divers congrès ont établi d'une façon éclatante les services que peut rendre la nouvelle opération. Les discussions, les recherches nouvelles doivent porter sur les indications précises de l'opération et sur la valeur respective des deux grands procédés actuellement utilisés : la méthode périnéale et la méthode transvésicale, ces deux méthodes étant également défendues par des hommes éminents. Les statistiques réunies par Proust et Escat, et dernièrement par Legueu, démontrent que tout n'est pas encore dit sur la valeur réelle de chacune de ces méthodes, et les résultats obtenus avec chacune d'elles montrent que si l'une supplante l'autre, cette suprématie peut être transitoire, les perfectionnements de la technique étant incessants. Dans tous les cas, chacune d'elles, bien appliquée, conservera toujours une valeur indiscutable.

Le grand avantage que la prostatectomie périnéale a présenté dès le début sur la méthode transvésicale, c'est la meilleure condition du drainage ; en effet, elle laisse subsister une plaie ouverte et déclive et assure un drainage facile. D'emblée, l'opération a paru de ce fait moins grande et a fait passer au second plan les avantages réels de la méthode hypogastrique.

Mais la prostatectomie périnéale a de graves inconvénients, parmi lesquels il faut signaler les difficultés opératoires qui, comme le fait remarquer Escat (1), sont très réelles dans nombre de cas de prostates dures : toute opération par morcellement est d'ailleurs, par définition une opération pénible. En dehors des complications d'ordre général, qui ne sont pas imputables à la méthode elle-même, telles que : infection de la plaie, hémorragies secondaires, shock opératoire, etc., il y a trois sortes de complications possibles spéciales à la prostatectomie périnéale et qui tiennent au terrain même sur lequel s'exécute cette opération : ce sont les fistules rectales, les troubles qui surviennent du côté de l'appareil urinaire et ceux qui se manifestent du côté de l'appareil génital.

Les fistules rectales immédiates s'expliquent par les connexions intimes qui unissent le rectum et l'urèthre et la facilité avec laquelle le bistouri peut blesser le rectum. Si le rectum n'est pas ouvert, il est dénudé et c'est de cette dénudation trop intime que résultent ces fistules secondaires, que l'on observe, et qui troublent quelquefois vers le quinzième jour la régularité des suites opératoires.

On a vu cette fistule recto-uréthrale produite par le drain périnéal en argent, employé par quelques chirurgiens.

------

(1) Dr J. Escat : *Rapport présenté à la huitième session de l'Association française d'Urologie.* Paris, 1904.

Parmi les complications urinaires, il faut citer les fistules uro-périnéales et l'incontinence d'urine, sous différentes formes : la faiblesse sphinctérienne, l'incontinence vraie, consécutive aux dégâts temporaires ou permanents causés à l'urèthre membraneux, qui peut être temporaire, exclusivement diurne ou plus souvent complète et alors les malades sont absolument et définitivement incontinents.

Il arrive aussi quelquefois qu'après la prostatectomie périnéale, le canal présente une coudure et une déviation qui rendent le cathétérisme difficile.

Comme complications du côté de l'appareil génital, il faut mentionner l'orchi-épididymite, qui est passagère et la déchéance génitale, qui est définitive et semble être une conséquence de la prostatectomie périnéale exécutée par la méthode classique. Tels sont les principaux inconvénients de la prostatectomie périnéale, et ils peuvent être évités par la prostatectomie transvésicale.

La prostatectomie transvésicale est une opération plus simple et plus rapide ; elle n'a qu'un temps délicat « c'est celui qui consiste, dit Tuffier, à amorcer l'incision de la muqueuse immédiatement en arrière du col ; une fois ce premier plan trouvé, le reste est accessible à tout chirurgien à tout spécialiste. » Les suites opératoires seraient moins longues dans la transvésicale que dans la périnéale.

Petit (1) a noté dans sa thèse la date de la première miction et celle de la fermeture de la plaie périnéale.

J. Escat a pris la moyenne des chiffres réunis avec ses 30 cas, il a trouvé que la première miction s'opère en général le 27° jour et que la plaie périnéale se ferme en moyenne le

---

(1) Escat : *Rapport à la huitième session de l'Association française d'Urologie*, 1904.

38e jour. La statistique de Freyer témoigne d'une guérison plus rapide : la première miction paraît en général vers le 16e jour, et la plaie hypogastrique se ferme vers le 27e jour.

Enfin, d'après Proust (1), certains prostatiques opérés par la voie périnéale, videraient mal leur vessie, tandis qu'après la prostatectomie transvésicale, au contraire, la persistance d'un résidu semble absolument exceptionnelle ; en voici la raison : « La prostatectomie périnéale facilite à la vérité la tâche de la vessie en supprimant l'obstacle prostatique, mais comme elle laisse subsister l'urèthre prostatique, le travail à fournir pour faire franchir à l'urine ce segment de canal, souvent dévié, est encore trop considérable pour la vessie dégénérée, affaiblie d'un rétentionniste complet chronique. Au contraire, après la prostatectomie transvésicale, qui supprime à la fois la prostate et la portion originelle de l'urèthre, la vessie, même dégénérée, peut toujours vider docilement et facilement dans l'urèthre membraneux l'urine qu'elle contient, car il n'existe plus aucune résistance interposée entre ce canal court et souple et elle. »

Si la prostatectomie transvésicale a de grands avantages sur la prostatectomie périnéale, elle a aussi de graves inconvénients. Parmi les complications, moins fréquentes, on cite la formation après l'opération de calculs dans la vessie, alors qu'il n'y en avait pas.

Richardson (1) en donne un exemple : l'ouverture de la plaie sus-pubienne plus ou moins longtemps après l'opération. Richardson vit la plaie sus-pubienne s'ouvrir à nouveau 2 mois après l'opération, et dans un autre cas 5 mois après.

_____

(1) R. Proust : *Rapport présenté à la huitième session de l'Association française d'Urologie*, 1904.

(2) Richardson : *Développement and anatomy of the prostate gland.*

On a observé aussi des rétrécissements consécutifs aux délabrements de la capsule, et des complications pulmonaires : embolie et pneumonie : ces dernières, toutefois, ne sont pas étrangères à la prostatectomie périnéale et ne sont pas imputables à la méthode.

Les complications les plus fréquentes et les plus redoutables de la prostatectomie **transvésicale** sont l'hémorragie et surtout l'infection. Legueu nous dit : « Les malades meurent d'hémorragie ou d'infection, ou des deux à la fois. »

L'hémorragie est habituelle : tantôt c'est un écoulement immédiat et considérable, dont **le point de départ** est, soit la loge prostatique, soit les veines du plexus sus-prostatiques, quand on procède à un arrachement brutal de la glande. Tantôt c'est un suintement moins abondant, mais qui peut devenir grave par sa persistance. L'hémorragie proviendrait souvent d'après Escat, de la tranche uréthrale ou de la plaie vésicale. Freyer perdit un malade d'hémorragie, six heures après l'opération, et Richardson quinze heures après l'intervention.

L'infection se rencontre, soit sous forme de cellulite pelvienne consécutive à l'écoulement d'une urine septique dans la cavité de Retzius, soit sous forme d'infection généralisée, dont le point de départ est la résorption de produits septiques, au niveau même de la loge prostatique.

Quelles ressources avons-nous pour lutter contre ces deux complications ? Contre l'**hémorragie, nous aurons recours** aux irrigations d'eau très chaude, et si elle persiste, un tamponnement pourra devenir nécessaire.

Pour prévenir l'**infection, avant l'opération, il faut rendre** l'urine moins septique, par l'administration à l'intérieur de salol, d'acide benzoïque ou d'urotropine, pratiquer des lavages vésicaux, ensuite, précaution capitale, après l'opération, faire un bon drainage de la vessie.

Quel que soit le procédé de drainage employé, dit Tuffier, il doit être parfait tout le succès de l'opération est là. Toutefois ce drainage présente de très grandes difficultés, contrairement au drainage de la prostatectomie périnéale ; il doit se faire en sens inverse de la pesanteur et dans la non-déclivité. C'est ce qui fait dire à Zuckerkands, au congrès de chirurgie allemande tenu à Berlin en 1904, où il a rapporté deux observations de prostatectomie transvésicale par le procédé de Freyer, pratiquée sur deux malades, et suivies le mort : « Le drainage est si défectueux par cette voie que l'infection est presque inévitable. » Il est probable que lorsqu'on aura trouvé un procédé de drainage parfait, le pronostic de la prostatectomie transvésicale sera beaucoup moins sombre et qu'elle prendra peut-être la première place.

En jetant un regard en arrière, on voit qu'à l'époque, la question du jour était celle-ci : Quelle est la meilleure voie pour aborder la vessie ; est-ce la voie périnéale ou la voie hypogastrique. Dans un travail paru dans la *Revue de chirurgie*. Villeneuve (1) nous fait assister à la polémique qui s'engagea entre les partisans de ces deux procédés. Qu'a-t-il fallu pour assurer l'évidente et incontestable **supériorité** de la taille sus-pubienne sur la taille périnéale ? Il a fallu éviter les accidents imputables à la méthode : la blessure du péritoine et l'infiltration d'urine. Les chirurgiens ont mis le péritoine à l'abri du bistouri en le refoulant avec le doigt en haut, au-dessus de la vessie. après avoir ouvert l'espace pré-vésical (*manœuvre de Guyon*) et en mettant la vessie pour ainsi dire sous les yeux de l'opérateur en introduisant dans le rectum le ballon de Petersen et en injectant une certaine quantité de liquide dans la vessie. Ils ont évité l'infiltration urineuse par

---

(1) Villeneuve : *Revue de Chirurgie*, 1883.

le drainage vésical à l'aide des tubes-siphons de Guyon-Périer. De même, que faudra-t-il pour assurer la suprématie de la prostatectomie transvésicale ? Que faudra-t-il pour résoudre entièrement et définitivement le problème ? Il faudra éviter ou combattre efficacement l'hémorragie et mettre le malade à l'abri de l'infection urineuse par un drainage parfait. Nous ne saurions mieux faire que d'exposer ici les opinions de quelques chirurgiens dont la compétence en la matière est indiscutée. Escat, dans son rapport présenté à la huitième session de l'Association française d'urologie, en 1904, disait : « La prostatectomie transvésicale est moins pratiquée chez nous que la périnéale, nos confrères anglais en ont une plus grande expérience. En nous rappelant ce qui s'est passé pour la taille hypogastrique, dont la valeur fut si souvent méconnue jusqu'au jour où Guyon en précise la technique et les soins consécutifs, de dangereuse elle devient subitement bénigne et d'application facile. Je crois que le même fait se passera pour la prostatectomie transvésicale. Si le perfectionnement du drainage hypogastrique donnait la sécurité du drainage périnéal, la transvésicale détronerait peut-être sa rivale ; jusqu'ici elle mérite toute notre attention, elle présente des avantages incontestables justement appréciés par l'esprit pratique de nos confrères anglais. »

Et il conclut en ces termes : « Il nous a paru que la prostatectomie transvésicale, quoique moins pratiquée, appelle de nouveaux faits pour être bien jugée. Demain, peut-être, les progrès de la technique et du drainage modifieront nos appréhensions sur ce remarquable procédé. »

L'année suivante, à la neuvième session de l'Association française d'urologie, Legueu s'exprimait en ces termes : « A la prostatectomie périnéale, je reproche les petites infirmités qui lui font suite, les fistules, l'incontinence. Je lui reproche encore d'être souvent incomplète ; nous sommes de temps en temps obligés de laisser quelque fragment qu'il faut plus tard enlever par la prostatectomie hypogastrique. Quoi qu'il en soit, la prostatectomie périnéale a un autre inconvénient : c'est celui du rectum voisin et toujours dangereux, puisque de sa blessure peut résulter une infirmité persistante.

» La prostatectomie transvésicale, au contraire, est simple, facile, toujours complète et totale ; elle s'effectue en quelques minutes, mais elle est plus grave. Les suites immédiates sont mal réglées, l'opéré exposé à la septicémie, à l'hémorragie et la mortalité est beaucoup plus élevée que celle de la prostatectomie périnéale. Mais il n'y a pas d'exemple dans la chirurgie qu'une opération s'installe sans mortalité. Nous parviendrons, j'en suis convaincu, à modifier ces suites opératoires et à les perfectionner. Et, pour ma part, la prostatectomie transvésicale sera l'opération de choix dans l'avenir. »

Le même auteur, dans son rapport au XVᵉ Congrès (1) international de médecine, concluait comme il suit : « En somme, et pour nous résumer, deux opérations d'inégale valeur sont en présence et se partagent nos préférences. L'une, la prostatectomie périnéale est bénigne, mais ne guérit pas toujours. L'autre, la prostatectomie hypogastrique est plus grave mais guérit complètement quand elle ne fait pas mourir. Pour ma part, je n'hésite pas à préférer cette dernière et j'entrevois pour ma part, dès maintenant, l'opération de Freyer comme l'opération de choix à appliquer au plus grand nombre des malades justiciables d'une prostatectomie. »

La statistique de Freyer, le promoteur et le propagateur

----

(1) *Traitement chirurgical de l'hypertrophie prostatique* — Rapport au XVᵉ Congrès international de médecine

de la méthode transvésicale est allée en s'améliorant régulièrement depuis trois ans, et il attribue cette amélioration à
l'attention qu'il apporte aux soins opératoires et à une habitude plus grande de l'opération. Voici la statistique de
Freyer :

> 1903 — 73 cas — 8 morts — 10,95 %
> 1904 — 107 cas — 10 morts — 9,3 %
> 1905 — 205 cas — 15 morts — 7,35 %

Ces résultats sont, il est vrai, bien inférieurs à ceux qui ont
été obtenus par la voie périnéale par Albarran : 57 cas, 2
morts, mortalité pour 100, 3,5 ; mais ils sont cependant meilleurs que ceux qui résultent de la statistique globale faite
par Escat et portant sur 410 cas avec 47 décès, soit une mortalité de 11,3 pour 100.

Dans ce modeste travail, nous ne nous occuperons point
des procédés opératoires ni des indications et des contre-indi-
cations dans la prostatectomie ; nous exposerons d'abord
les procédés de drainage de la vessie et de la loge prostatique employés dans la prostatectomie transvésicale totale,
dite « opération de Freyer », et nous parlerons ensuite d'un
nouveau procédé de drainage imaginé par notre maître, le
docteur J. Escat.

Qu'il nous soit permis de remercier ce maître de nous
avoir inspiré le sujet de notre thèse, d'avoir mis à notre
disposition sa bibliothèque, de nous avoir indiqué son nouveau procédé de drainage et fourni deux observations inédites
et enfin de nous avoir prodigué ses conseils pendant toute
la durée de notre travail. Au nom du docteur Escat nous as-
socierons volontiers celui de M. le professeur Imbert, professeur de clinique chirurgicale à l'École de médecine de
Marseille ; nous le remercions vivement de l'accueil bienveil-

lant qu'il nous a toujours fait dans son service et des indications précieuses qu'il nous a données pour cette thèse.

Avant de terminer notre introduction, nous avons à cœur d'adresser nos remerciements à nos maîtres des Hôpitaux. Nous avons eu l'honneur d'être externe ou interne de MM. les docteurs Roux de Brignoles, Delanglade Louge, Bidon, Lagel, Queirel, Pluyette, Aquaviva, Cassoute et Olmer. Nous n'oublierons pas nos maîtres de l'Ecole de médecine de Marseille en particulier MM. les professeurs Alezais, Livon, Oddo, Cousin et Arnaud François.

Enfin, il nous reste à exprimer tous nos remerciements à notre ami, M. le professeur Aubert, qui fut notre guide pendant toute la durée de nos études médicales et se montra un ami dévoué dans quelques circonstances que nous n'oublions pas, et à M. le docteur Hawthorn, dont la parfaite connaissance de la langue anglaise a singulièrement facilité notre travail.

Que M. le professeur Forgue veuille bien agréer l'expression de notre profonde gratitude pour le très grand honneur qu'il nous fait en acceptant la présidence de cette thèse.

PREMIÈRE PARTIE

Nous venons de voir que le drainage avait une importance capitale dans la prostatectomie transvésicale ; tout le succès de l'opération est là », a dit Tuffier.

Nous avons parlé des grandes difficultés que présente le drainage sus-pubien qu'il faut effectuer en sens inverse de la pesanteur, tandis que le drainage périnéal se fait facilement et naturellement par la portion déclive de la vessie.

Nous exposerons dans cette première partie quelques procédés employés par les chirurgiens pour drainer la vessie après la prostatectomie transvésicale. Nous laisserons de côté les procédés de drainage employés dans la prostatectomie sus-pubienne partielle, dans la prostatectomie par la méthode de Bottini et dans la prostatectomie totale par les méthodes transvésicale et périnéale combinées, pratiquée par Alexander en Amérique, Nicoll, Delagenière du Mans, et défendue aujourd'hui surtout par Cathelin de Paris. En effet, de nos jours, il n'est plus question de prostatectomie partielle, on pratique toujours la prostatectomie totale que l'on opère par l'une ou l'autre voie. « Ces opérations partielles, dit Albarran, sont justement délaissées, parce qu'elles sont plus graves et donnent des résultats moins sûrs que l'ablation complète de la prostate. »

Il est juste, semble-t-il, de commencer par la description du procédé de Freyer, le promoteur de la prostatectomie transvésicale totale. Freyer, dans une clinique publiée par le *British Medical Journal* le 21 juillet 1901, décrit son procédé pour énucléer la prostate, nous n'en parlerons pas, ne voulant pas sortir des limites de notre sujet. Nous nous en tiendrons seulement au drainage post-opératoire (1).

« On ne tamponne pas la cavité prostatique qui revient sur elle-même, la paroi vésicale se rabat contre les parois de la gaine. La légère hémorragie résultant de l'énucléation est arrêtée par une irrigation chaude faite à l'eau boriquée. On pratique un large drainage sus-pubien, grâce auquel la vessie est soigneusement lavée les jours qui suivent. » Jamais drainage ne mérita mieux le qualificatif de « large » que le drainage sus-pubien effectué par Freyer, avec un tube en caoutchouc d'un diamètre extérieur de 7/8 d'inch (22 millimètres 5), et un diamètre intérieur de 5/8 d'inch (16 millimètres) (2). Il faut veiller à ce que le tube plonge dans la vessie sans appuyer sur la paroi postérieure et sans pénétrer dans la loge prostatique. Il faut débarrasser le tube sus-pubien des caillots qui peuvent l'obstruer et pour cela il faut deux fois par jour faire le lavage de la vessie sous une très faible pression, de façon à ne pas distendre la poche prostatique outre mesure. Ce lavage s'exécute par le tube sus-pubien de la manière suivante. On introduit dans son intérieur une canule sensiblement plus petite, de façon à ce que le liquide circule librement entre elle et la paroi du tube et

---

(1) Jarvis et Proust : *La méthode de Freyer. Presse médicale,* 1903, nº 66, p. 589.

(2) R. Proust : *Traitement de l'hypertrophie prostatique par la prostatectomie.*

que la vessie ne soit jamais mise en tension. On ne doit pas passer de sonde dans l'intérieur avant le douzième jour. Freyer retire le tube quatre ou cinq jours après l'opération et continue les lavages par la plaie vésicale. Au bout de dix jours, il commence à laver la vessie par l'urèthre, mais sans sonde, à la manière de Janet. Ce n'est que plus tard, vers le quinzième jour environ, qu'on peut faire les lavages en introduisant une sonde uréthrale.

Dans la statistique présentée par Legueu au XVe Congrès international de médecine, Freyer figure avec 233 cas, avec 16 morts seulement. Nous avons donné plus haut la statistique des trois dernières années et nous avons dit qu'elle a été en s'améliorant régulièrement depuis trois ans.

Le gros drain employé par Freyer a un grand avantage : il permet de traiter directement la vessie, de saisir avec une pince des caillots accumulés et de nettoyer la vessie avec des tampons et des antiseptiques ; mais il a le gros inconvénient de laisser les malades baigner dans l'urine et de contribuer ainsi à l'infection de la plaie superficielle. Malgré ce gros drain, l'hémostase n'est pas faite, et compter sur l'eau chaude pour l'obtenir est un moyen peu chirurgical. En outre, malgré ce large drain que Freyer place dans la vessie, le drainage est mal assuré, et la cavité prostatique, le bas-fond vésical restent ouverts à l'infection.

Richardson (1) a tenté d'éviter l'inconvénient du procédé Freyer, en aspirant l'urine contenue dans la vessie à l'aide d'une pompe spéciale. Il expose sa technique dans un livre publié en 1904, intitulé : « On the development and anatomy

---

(1) M. F. Legueu : Société de Chirurgie, 4 juillet 1906.
(1) W.-C. Richardson : *Development and anatomy of the prostate gland*, p. 90.

of the prostate gland together with an account of its injures and deseases and their surgical treatment . En voici la traduction : « L'adénome ayant été enlevé de la vessie avec la pince à lithotomie, on introduit un tube de caoutchouc à travers la plaie sus-pubienne d'où l'on a extrait la tumeur. Ce tube doit être épais et avoir un diamètre d'un centimètre (an inch) et il devra dépasser la plaie cutanée de six centimètres. On fait alors deux ou trois points de suture aux crins de Florence, à travers la peau, le fascia superficialis et l'aponévrose, on ferme légèrement la plaie autour du tube. On fait ensuite le pansement, on place le bandage, dont on fait sortir le drain, Le patient est couché et on place une pompe (evacuum pump), qu'on fixe au bandage. Le tube vertical de la pompe est introduit jusqu'au fond du gros drain, dans la vessie, il ne doit avoir qu'un diamètre extérieur de huit millimètres (a quarter of an inch), de façon à laisser un espace vide entre lui et le drain qui remplit le rôle de tube collecteur, grâce aux orifices qu'il présente à son extrémité.

» L'extrémité du tube (vertical) est fixée à un autre tube en verre en forme de T et, par ce moyen, il ne peut s'accumuler plus de trois grammes (two drachms) d'urine dans la vessie. Dès que cette quantité se trouve collectée, elle est aspirée par la pompe et n'a pas le temps de se décomposer. Il y a en outre l'avantage que l'opéré est tenu au sec et peut être plus facilement soigné. D'habitude on ne change pas le pansement avant 48 heures. En fixant la pompe à ma façon, le malade peut remuer dans son lit sans troubler la marche de l'appareil, le tube d'alimentation et le tube d'épuisement pouvant être conduits au pied du lit, loin de la portée de l'opéré. En arrangeant la pompe, il faut faire attention à deux choses. Le fonds du réservoir doit être placé à 3 centimètres (an inch) au-dessous du niveau de la branche transversale du tube en T, car il n'est pas besoin d'avoir une grande hauteur

d'eau, puisque la pompe agit bien avec une faible aspiration.
Si le réservoir se trouve élevé au-dessus du lit, il est à craindre qu'il inonde la vessie au lieu de la drainer et puis le patient est incommodé par la fraîcheur du liquide et il a à su-
bir tous les ennuis qui accompagnent le nouveau pansement.
L'écoulement de l'eau à travers la pompe doit être très lent
et à peine sensible, car point n'est besoin d'avoir un écoulement rapide pour faire le vide ; de plus, en laissant le liquide
s'écouler lentement, on n'a pas besoin de remplir le réservoir
de plusieurs heures. Dans les 24 heures, la vessie doit être
lavée avec un solution boriquée tiède après avoir lavé le gland
avec du sublimé au $1/1000^e$; on introduit dans le méat une
seringue d'Higginson et on injecte lentement par l'urèthre
dans la vessie la solution boriquée. L'injection peut se faire
sans déranger ni le patient, ni le pansement, à la condition
que le lavage ne soit pas trop rapide, parce que la solution est
épuisée par la pompe, dès qu'elle arrive dans la vessie. La
quantité de liquide employé par lavage s'élève à un demi-
litre. Pendant les 24 premières heures, le liquide sort teint
de sang, entrainant de petits caillots, ce qui ne dérange
rien, parce que le vide peut aspirer à travers le tube des
caillots assez volumineux. Si toutefois le tube interne qui
plonge dans la vessie se bouchait, il serait facile de le retirer
et de le débarrasser des caillots et de le remettre en place
sans déranger le pansement. On laisse la pompe en place
huit à dix jours, car au bout de ce temps, la plaie abdominale a bourgeonné, et l'on peut désormais laisser couler librement hors de la vessie. On continuera les lavages vésicaux,
non plus vigoureusement, de manière à balayer tout dépôt
phosphatique ou les caillots décolorés. Quand la pompe est
enlevée, le patient est mal à son aise ; l'urine coule constamment hors de la plaie, il faut renouveler les pansements pour
ne pas le laisser tremper dans l'urine... L'espace qui s'écoule

entre l'opération et la première miction varie de quelques jours à quelques semaines ; ce temps ne paraît pas en rapport avec le volume de la tumeur enlevée, ni avec l'état de la vessie au moment de l'opération. En général, la plaie sus-pubienne est cicatrisée au 21e jour. »

Richardson a opéré 26 malades et a eu 7 décès.

Verhoogen de Bruxelles constate que la plaie opératoire, située au fond de la vessie, se draine mal par l'hypogastre, aussi emploie-t-il avec le drain sus-pubien, de très gros calibre, une sonde de Pezzer à demeure dans l'urèthre. Legueu préfèrerait une sonde à béquille qui, plus résistante, permettrait de faire l'aspiration des caillots. Sur six malades opérés par la voie transvésicale, Verhoogen en a perdu trois d'infection, une ou plusieurs semaines après l'opération.

Après la prostatectomie tranvésicale totale, Tuffier draine la vessie avec un gros drain court métallique dans lequel il introduit une mèche jusqu'au contact de la plaie prostatique. Il s'exprime en ces termes au 15e congrès international de médecine : « Pour remédier au danger d'infiltration urineuse en avant de la vessie, je couds la paroi latérale à la profondeur de la paroi abdominale. Je mets mon gros drain court métallique dans lequel une mèche à frottement doux descend jusqu'au contact de la loge prostatique. Elle aspire le liquide et les caillots à la condition que les compresses mises sur l'hypogastre à son contact soient bien absorbantes, c'est-à-dire qu'elles soient changées toutes les 24 heures et laissent toujours le malade à sec. Dès le quatrième jour, un drain plus petit est placé, et vers le deuxième jour il est supprimé et remplacé par une sonde à demeure. »

Fuller de New-York, qui pratiqua le premier la prostatectomie transvésicale totale, jugea que le drainage hypogastrique était insuffisant, lui adjoignit le drainage périnéal. Il ferme la vessie par des sutures profondes de catgut qui comprennent la paroi vésicale et par une rangée superficielle de sutures aux crins de Florence. « Vers le milieu de l'incision, on supprime un point de suture au catgut, on le remplace par un point au crin de Florence, qui passe à travers la paroi vésicale et toute l'épaisseur de la paroi abdominale, mais qui n'est pas serré pour permettre d'introduire dans la vessie un *gros tube de drainage*. Ce dernier est destiné à être enlevé au bout de 4 à 5 jours, et l'on pourra alors nouer le point de suture au crin de Florence et fermer complètement la plaie abdominale. On fait ensuite une taille périnéale par laquelle on introduit une large sonde molle dans la vessie et on fait pendant quelques minutes des irrigations de la vessie à l'eau chaude pour enlever les caillots et arrêter le suintement de sang. Le tube de drainage entre dans la vessie par la partie la plus déclive de l'incision. »

Israël de Berlin, chez les malades dont la vessie est infectée, passe un drain dans le périnée à travers l'urèthre périnéal ouvert comme dans une urétrotomie externe et ferme la vessie. « Au point de vue de la technique, dit-il à la Société allemande de chirurgie le 29 avril 1905, au lieu de me contenter, après avoir fermé la vessie, d'y placer une sonde à demeure, je crois préférable de pratiquer, en outre, une incision périnéale médiane et d'introduire par cette voie un drain jusque dans le cul-de-sac qui se forme à la place qu'occupait la prostate. Je me suis toujours bien trouvé de cette manière de procéder. »

Le drainage périnéal a l'immense avantage de se faire dans le sens de la pesanteur ; mais il a l'inconvénient de laisser persister quelquefois pendant longtemps une fistule urinaire,

---

(1) *Semaine médicale*, 1905. Compte rendu du 34ᵉ Congrès de la Société allemande de Chirurgie, tenu à Berlin du 26 au 29 avril 1905.

dont la guérison est très lente : c'est un inconvénient que l'on reproche à la prostatectomie périnéale. D'autre part, ce drainage ne peut s'obtenir qu'au prix d'une seconde opération. Et souvent ce n'est pas impunément que l'on prolonge l'anesthésie chez un vieil urémique ou chez un vieil artério-sclereux.

En France, tous les chirurgiens connaissent les tubes en caoutchouc qui furent employés d'abord par Périer et que Guyon a complètement modifiés en les perfectionnant. Les tubes qui composent ce tube-siphon ont chacun 14 millimètres de diamètre et une longueur de 0.50 centimètres. Ils sont percés d'un œil latéral au niveau de leur extrémité vésicale. Ils sont soudés l'un à l'autre sur une étendue de quelques centimètres dans leur portion vésicale et présentent dans cette même portion une courbure fixe pour plonger dans la partie inférieure de la vessie, tandis que leur partie extérieure qui sort à travers la plaie abdominale, se trouve pendante entre les cuisses du malade et vient déverser dans un urinal placé au pied du lit le contenu de la vessie

Les tubes, une fois mis en place, il faut s'assurer de leur bon fonctionnement. Pour cela, on place une éponge sur la plaie déjà fermée de la vessie et, soulevant une des deux branches du tube, on y injecte doucement avec une seringue de l'eau boriquée. Si l'appareil fonctionne bien, le liquide s'écoule aussitôt par l'autre tube. Parfois, il est nécessaire d'essayer l'injection alternativement par l'un et l'autre tube, pour établir le courant ; d'ailleurs, presque toujours le fonctionnement est meilleur par l'un des deux tubes. On suture la vessie, avant que la fermeture de la plaie soit très avancée ; on introduit dans la vessie la portion recourbée des tubes de Périer-Guyon. Les tubes étant en place, on fait la suture de la vessie au-dessous et au-dessus du point de passage des tubes, de manière à ce que ceux-ci soient serrés dans la boutonnière

qui représente en ce moment ce qui reste de la plaie vésicale.
On procède ensuite à la fermeture de la paroi abdominale.
La plaie est fermée dans toute sa longueur, au-dessus des
tubes-siphons qui sortent de la vessie, au-dessous on ne ferme
pas l'angle inférieur de la plaie. Cet angle déclive de l'incision doit être drainé par un petit tube, ou mieux encore par
une mince mèche de gaze iodoformée qui plonge dans la cavité de Retzius. On fixe les tubes-siphons à la peau par deux
crins de Florence, lâchement noués. Avant de faire le pansement, on doit s'informer une fois encore de leur fonctionnement. On couche le malade, et entre ses cuisses on place un
urinal qui contient un peu de sublimé au 1/1000ᵉ, dans lequel
plongent les extrémités des tubes-siphons. On s'assure de
temps en temps du bon fonctionnement de l'appareil et toutes
les 3 ou 4 heures, on fait avec grande douceur un petit lavage
de vessie. Dans presque tous les cas, le fonctionnement du
drainage est si régulier que le pansement n'est même pas
mouillé et que l'on peut faire le second pansement du 4ᵉ au
6ᵉ jour. A ce second pansement, on retire les tubes et suivant l'état de la plaie, on enlève ou non en partie, ou en to-
talité les sutures ; mais il est nécessaire d'enlever dès lors les
points profonds. Après ces généralités sur les tubes-siphons
de Guyon-Périer, voyons comment il sont employés par les
chirurgiens.

Pousson, de Bordeaux, expose lui-même sa technique dans
un rapport à la Société de Chirurgie : « Je ne ferme jamais
la vessie après l'opération et je mets de parti pris les tubes de
Guyon et Périer, que la vessie soit saine ou infectée. Bien
que dans le seul cas où j'ai pratiqué la suture hermétique, je
n'ai pas eu à m'en repentir, parce que j'ai obtenu une réunion
par première intention parfaite, je crois que le drainage par
double tube est une garantie précieuse surtout contre les hémorragies qu'il prévient. Il permet, en outre, de faire des

lavages modificateurs et antiseptiques qui sont de la plus grande utilité dans les vieilles vessies des prostatiques, presque toujours chroniquement enflammées.

On reproche aux tubes de Guyon-Périer de se boucher aisément, et alors ils ne permettent que difficilement le lavage de la vessie : aussi certains chirurgiens, Loumeau, de Bordeaux, entre autres, passent en même temps une sonde à demeure dans l'urèthre, qui fait le drainage au point déclive. Sur 7 malades opérés par la voie transvésicale, Loumeau n'en a perdu qu'un seul qui a succombé à des accidents cardiaques dont l'origine était antérieure à l'intervention (1).

R. Proust (2) préfère aussi aujourd'hui au gros drain de Freyer, dont il fut un fidèle adepte, le drainage de la vessie avec des tubes-siphons de Guyon-Périer. Il prolonge ce drainage jusqu'au 15° jour, mais en ayant soin de diminuer rapidement le diamètre des drains employés, à partir de la fin de la première semaine. « Quoi qu'il en soit, dit M. Proust, dans une période qui varie de quinze jours à un mois, la miction par l'urèthre se rétablit spontanément, le cathétérisme de l'urèthre est facile, le canal ne présente aucun ressaut. »

Quelques chirurgiens étrangers, comme Watson, séduits par les brillants résultats obtenus avec les tubes de Guyon-Périer, s'en sont montrés très partisans.

Nicolich de Trieste (3), pour l'opération elle-même, se conforme à la technique de Freyer, et après l'extirpation de la

---

(1) Loumeau, de Bordeaux : Compte rendu de l'Association française d'Urologie (huitième session, 1904).

(2) R. Proust : *Traitement de l'hyperthrophie prostatique par la prostatectomie.*

(3) Association française d'Urologie (huitième et neuvième session, 1904-1905.

prostate, il ne pratique aucune suture de la vessie ; mais il tamponne seulement avec de la gaze iodoformée qu'il laisse en place 4 ou 36 heures. Il emploie une assez grande quantité de gaze : 2 mètres 50 de gaze de 85 centimètres de hauteur. Après avoir levé le tampon de gaze de la vessie, il laisse couler l'urine par la plaie et il pratique des lavages sans sonde à travers l'urèthre. Une fois la vessie et la plaie nettoyées des incrustations qui se forment dans quelques cas, il place la sonde à demeure pour hâter la fermeture de la plaie vésicale. Les malades ont commencé à vider l'urine par l'urèthre en moyenne 25 jours après l'opération. Sur 25 opérés, Nicolich n'en a perdu que 3 et encore dans un cas il s'agissait d'un malade âgé de 70 ans, rétentionniste complet infecté, qui avait subi huit ans auparavant une lithotritie pour calcul urique. Il était tabétique et souffrait depuis longtemps de bronchite chronique. Nous ferons remarquer que l'illustre chirurgien de Trieste a pratiqué six fois la prostatectomie transvésicale suivie de ce tamponnement chez des prostatiques en rétention incomplète, chronique, aseptique avec dilatation de la vessie, variété que l'on considère comme la plus difficile à traiter, et que Guyon décrit comme la plus grave, la plus méconnue et la plus insidieuse. Les six malades ont parfaitement guéri avec l'opération pratiquée d'emblée sans cathétérismes antérieurs.

Après un délai de 17 à 30 jours, ils ont pu uriner spontanément avec des mictions normales et sans urines résiduelles.

Nicolich se préoccupe surtout de l'hémorragie pendant les deux jours qui suivent l'opération ; le drainage de l'urine est pour lui chose secondaire. Il fait ensuite un drainage modéré par la sonde à demeure, placée dans l'urèthre, quand les dangers d'hémorragie ont disparu.

Legueu, dans son rapport au XV° congrès international de médecine, nous expose sa technique opératoire, qui ne diffè-

re pas de celle de Freyer ; mais où il ne suit pas le chirurgien anglais, c'est dans le drainage de la vessie. Après avoir
employé le gros drain de Freyer il a utilisé à plusieurs repri-
ses les tubes-siphons de Guyon-Périer, qui drainent plus parfaitement la vessie et évitent au malade d'être mouillé par
l'urine. Il a parfois, à l'exemple d'Israël, pratiqué le drainage
périnéal, quand il s'agissait d'un malade très infecté. Actuellement, tout en faisant un drainage aussi parfait que possible,
Legueu se préoccupe beaucoup de prévenir l'hémorragie.
« Que l'on draine, dit-il, par en haut ou que l'on draine par
en bas, il y a une complication toujours possible, si l'on n'y
prend garde : c'est l'hémorragie. L'hémorragie est toujours
un danger ; elle est quelquefois importante au moment de
l'opération ; on en vient facilement à bout à ce moment ;
mais lorsque, à travers cette plaie béante, elle se répète ou
continue le jour ou les jours suivants, on est quelque peu
désarmé. Au reste, voici, à l'heure actuelle, comment je
procède. Après l'opération, je laisse dans la cavité prostatique une mèche de gaze imbibée d'eau oxygénée et d'où résul-
tera l'hémostase. Au-dessus, dans la vessie, est placé le gros
drain de Freyer qui permet de faire dans la journée des lavages antiseptiques, le nettoyage de la vessie avec des tampons. Dans l'intervalle des lavages, je laisse dans le tube de
Freyer une petite sonde de Nélaton, qui récolte quelque peu
les urines. La mèche de gaze est enlevée au troisième jour
et une sonde à demeure est alors placée dans l'urèthre. Les lavages sont faits par cette sonde. Le tube de Freyer est enlevé
le 4ᵉ jour. Lorsque l'infection avant l'opération a été intense
et profonde, je fais une incision périnéale et place de ce côté
un drain dans la cavité prostatique.

Comme on le voit, Legueu est éclectique ; il a usé des divers procédés suivant les besoins de la cause, et suivant les
cas qui se sont présentés. Il ne faut pas être exclusif, c'est-à-

dire n'adopter qu'un procédé et le généraliser à tous les cas. Tous les procédés de drainage employés ont donné des résultats excellents suivant les cas dans lesquels ils ont été employés.

Hartmann qui, à la huitième session de l'Association française d'urologie, s'était montré très partisan de la prostatectomie périnéale, nous dit au premier Congrès international de chirurgie, tenu à Bruxelles en 1905, qu'il a adopté la méthode transvésicale. Après l'ablation intravésicale de la prostate, il draine soigneusement la vessie, en fixant aux lèvres de la plaie les deux bords de l'incision vésicale et en laissant deux tubes. Il pense que ces précautions sont le meilleur moyen de prévenir les accidents d'infiltration hypogastrique. Sur 56 opérés, il a eu 5 morts ; mais il nous faut remarquer qu'il n'est intervenu que chez des malades infectés.

Quelques chirurgiens allemands, Israël de Berlin, Kümmel (de Hambourg) (1), Franck de Berlin (2) pensent que la meilleure voie pour drainer une cavité est de la drainer par son orifice naturel, et après la prostatectomie transvésicale, quand l'urine est aseptique, ils ferment complètement la vessie et se contentent de mettre une sonde à demeure dans l'urèthre pour drainer et faire l'aspiration des caillots, s'il y a lieu. Pousson, de Bordeaux, nous dit aussi avoir usé de ce procédé une fois; mais il ne le recommande pas. Legueu a parfois fermé complètement la vessie et s'est contenté de drainer par la sonde à demeure. Nous ferons remarquer que ce procédé , employé surtout par nos confrères d'outre-Rhin, est des plus hasardeux;

(1) Société de Chirurgie, 4 juillet 1906.
(2) Modification à la technique de la prostatectomie transvésicale. *Presse médicale*. Compte rendu du 1er Congrès de la Société internationale de chirurgie tenu à Bruxelles, du 18 au 27 septembre 1905.

quand il n'y a pas de complications, il est parfait ; les suites
opératoires sont très simples et se rapprochent beaucoup de
celles que donnerait une taille hypogastrique. Mais il faut
compter avec des complications très graves : une hémorragie
abondante peut se produire, et alors les caillots vont obstruer
la sonde uréthrale ; et il ne reste que la ressource de faire une
seconde intervention sur un malade affaibli et encore sous le
shock de la première opération.

Tout récemment, M. P. Duval, de Paris (1) a surpassé en
hardiesse les chirurgiens allemands ; ayant à enlever une
prostate par la voie transvésicale sur un malade de 56 ans,
il pratiqua l'opération à travers la vessie largement ouverte
et maintenue écartée. La prostate fut enlevée aux ciseaux.
L'urèthre fut coupé sous la vue et repéré avec un fil, puis,
après l'enlèvement de la prostate, suturé à la vessie, de telle
sorte que la cavité résultant de l'ablation de la prostate était
partout recouverte de muqueuse. Une sonde fut laissée en place et la vessie fut fermée complètement. La réunion se fit par
première intention, et la sonde ayant été enlevée le onzième
jour, le malade urina depuis spontanément. A ce propos, Legueu fait remarquer que la tentative de Duval constitue une
innovation heureuse sur ce qui a été fait jusqu'ici : recouvrir
des surfaces cruentées de muqueuse, c'est fermer les bouches
vasculaires, établir un barrière contre l'infection et, de ce
fait, les soins opératoires peuvent être très simplifiés. Mais
la manœuvre est quelque peu délicate : elle demande beaucoup de jour, et, même avec du jour, elle ne sera pas possible
dans tous les cas, et difficile chez les malades gros ou porteurs
d'une grosse prostate. Elle pourrait même être quelquefois

---

(1) Compte rendu de la Société de chirurgie, 4 juillet 1906.

dangereuse. Il est des malades infectés qui ne peuvent guérir que par le drainage. Quoiqu'il en soit, la possibilité de la
suture totale et de la réunion par première intention constitue une nouvelle supériorité pour la prostatectomie transvésicale sur la prostatectomie périnéale.

Chez les prostatiques atteints de pyélo-néphrite ou de cystite chronique, on pourrait faire l'irrigation continue de la vessie, comme l'ont fait Gauthier, de Luxeuil, Le Clerc-Dandoy
et Escat (1) dans certaines formes de cystites. Escat a fait l'irrigation continue de la vessie après une prostatectomie transvésicale sur un sujet qui présentait des urines purulentes, Ce
procédé est excellent, quand il n'y a pas d'hémorragie ; mais
il devient insuffisant et ne donne pas les garanties nécessai-
res en cas d'hémorragie.

Tels sont les procédés de drainage employés par quelques
chirurgiens, après la prostatectomie transvésicale totale.
Voyons maintenant le procédé imaginé par notre maître, le
docteur Escat.

---

(1) J. Escat. Communication faite à la cinquième session de
l'Association française d'Urologie. Paris, 1901.

DEUXIEME PARTIE

M. le docteur Escat nous a communiqué deux observations de prostatectomies transvésicales totales, particulièrement intéressantes au point de vue de ce travail. La situation exceptionnellement grave de ces malades avant l'opération, imposait au chirurgien les plus grandes précautions. Il ne pouvait être question dans des cas semblables de recourir aux procédés brillants d'Israël, Franck et Duval. La fermeture de la vessie et la sonde à demeure ne pouvaient être utilisées. Le drainage devait être appliqué ici dans les conditions les plus minutieuses et les plus larges. Voici comment M. Escat a envisagé la question et réalisé pour ses deux malades les conditions de sécurité que réclamait la gravité de leur état.

Il s'agissait de deux prostatiques affaiblis avec infection ammoniacale, datant de six ans ; car tous deux avaient des calculs phosphatiques. En outre, l'un avait de la polyurie trouble, 4 à 5 litres par jour ; l'autre avait déjà subi la taille 2 ans auparavant, une lithotritie six mois après ; une dernière tentative de lithotritie n'était pas venue à bout d'une énorme concré-

---

(1) Nous résumons ces idées d'après un travail inédit que M. Escat nous a communiqué.

tion phosphatique, immobilisée dans le bas-fond de la vessie. Ce dernier malade avait eu, lors de sa première taille, une hémorragie très abondante pendant l'opération, par suite de l'état de la muqueuse vésicale. Il y avait tout lieu de craindre chez lui après la prostatectomie une de ces hémorragies redoutables que l'on reproche au procédé transvésical. Ces deux malades étaient dans un état d'infection chronique maxima, et l'infection suraiguë, la cellulite pelvienne devenaient encore des complications probables. Si l'on se rappelle les indications que Leguen a assignées à la prostatectomie transvésicale au Congrès de Lisbonne, on trouvera que ces malades infectés réclamaient plutôt le drainage périnéal. « Dans ces cas, d'après Leguen, la prostatectomie hypogastrique ne donnerait que des dangers, la prostatectomie périnéale, au contraire, pourra drainer largement la vessie, et éviter les inconvénients de l'infection pyélo-rénale et générale. » Contrairement à cette opinion, Escat a pensé, et les faits lui ont donné raison, car ses malades ont guéri, que le drainage pouvait actuellement être établi par la voie haute dans des conditions de sécurité suffisantes pour que ces grands infectés puissent bénéficier des autres avantages de la voie transvésicale. L'évacuation de l'urine et les mesures préventives contre l'hémorragie primitive ou secondaire ont été assurées moyennant quelques précautions.

Certes, le dernier mot n'est pas dit pour les soins post-opératoires, la technique doit s'améliorer encore et il y a lieu d'espérer qu'elle finira par réaliser tous les desiderata. Pour le moment, voici le procédé utilisé par M. Escat, nous le résumons d'après ses notes.

Il faut d'abord considérer que la vessie et la cavité prostatique réclament chacune un drainage particulier. Ces deux cavités ne sont pas au début suffisamment solidaires pour que le drainage de l'une assure le drainage de l'autre. De la vessie il faut évacuer l'urine et les caillots, caillots qui peuvent venir de la muqueuse vésicale ; mais ils ont surtout pour origine les hémorragies de la loge prostatique ; si ces dernières sont enrayées, le drainage vésical sera facile à établir. De la loge prostatique, il faut évacuer l'urine qui tend à stagner dans ce point déclive, et en même temps arrêter le sang qui vient de la muqueuse vésicale, de la loge prostatique ou de la tranche uréthrale et quelquefois de la paroi vésicale non suturée.

Le drainage et l'hémostase de la loge prostatique seront assurés par le tamponnement d'une façon absolue ; mais ce tamponnement doit être appliqué de la manière suivante : Il faut qu'il s'applique intimément sur tous les points de la loge prostatique et en particulier sur la tranche uréthrale, qui est peut-être la source la plus commune et la plus méconnue des hémorragies graves consécutives à la prostatectomie transvésicale.

Il faut que ce tamponnement soit maintenu solidement et que son action puisse au besoin être augmentée après le réveil du malade sans recourir à des pressions exercées aveuglément dans la vessie par des pinces montées. Ce dernier procédé, après la cessation de l'anesthésie, alors que la cavité prévésicale n'est plus écartée, est très pénible pour le malade et plus dangereux qu'utile. Comment assurer l'efficacité du tamponnement ? On prend une grande compresse de gaze, on la perfore à son centre et on engage dans cet orifice une grosse soie qui referme l'orifice par un nœud coulant, de façon à constituer un Mickulitz à deux chefs. L'un de ces chefs est fixé à l'œil d'une sonde qu'on introduit dans la vessie par l'urèthre, et on attire ainsi la compresse retournée sur elle-même contre la tranche uréthrale. Rien n'est plus facile que de 'asser ensuite dans ce sac de gaze une longue mèche de gaze. La loge prostatique se trouve ainsi tamponnée dans tous ses points et il

suffit, si le saignement a un caractère rebelle, soit de tirer
sur le chef uréthral qui sort par le méat, où on l'enroule plus
ou moins à une compresse, soit de tasser dans le sac de gaze
une seconde mèche. Ce procédé rappelle un peu le tamponnement postérieur des fosses nasales. Afin de pouvoir laisser
plus longtemps sans inconvénients ce tampon, on peut mettre
au fond du sac : 5 grammes d'un mélange composé de un
gramme d'iodoforme ou de salol et 4 grammes d'antipyrine.
L'action hémostatique et analgésique de l'antipyrine, jointe
à l'action antiseptique de l'iodoforme ou du salol, ne peut
avoir qu'un effet favorable.

Le sac est sectionné au ras de la peau et il est ramené dans
l'angle inférieur de la plaie. Suivant les cas, on le laissera
48 heures ou trois jours. L'enlèvement exige une forte traction sur le chef abdominal, et il faut avoir la précaution de
toujours mettre dans l'intérieur du sac une seule mèche mince
qui sera plus facile à dérouler. On n'aura plus ensuite qu'à
enlever le sac. On facilite le décollement du Mickulitz en mettant dans son intérieur un peu d'eau oxygénée.

Derrière le tampon, on place un drain plus ou moins gros
(de 12 à 15 millimètres de calibre interne). On peut fixer à
ce drain un ajutage coudé en verre, qui permet de recueillir
une partie de l'urine, ou bien on place simplement le pansement classique absorbant. Par le drain, on fait suivant les besoins deux ou trois lavages à l'aide d'une sonde.

Le tampon est enlevé au bout de deux ou trois jours ; ma
pratique se modifiera probablement sur ce point. On place
un drain plus petit que l'autre dans la cavité prostatique, et
si cet autre drain a un diamètre supérieur à 12 millimètres,
on peut également le remplacer par un autre drain moins volumineux. Les jours suivants, lavages répétés à l'eau boriquée
ou avec une solution de nitrate d'argent, ou bien à l'eau oxygénée ; ce n'est plus qu'une question de soins. Quant à la son-

3

de à demeure placée à ce moment, elle fonctionne bien chez les uns et mal chez les autres ; chez ces derniers, on prolongera le drainage hypogastrique.

En résumé, au point de vue drainage post-opératoire immédiat et hémostase, il est facile d'avoir la sécurité absolue ; mais au bout de quelques jours, le malade toujours souillé par l'urine, réclame des lavages et des pansements fréquents. La sonde à demeure ne fonctionne pas toujours convenablement, même avec le plus gros calibre

Un grand progrès reste donc à accomplir, c'est celui de l'évacuation constante de l'urine, jusqu'à cicatrisation complète. L'aspiration par la pompe ou l'irrigation continue de la vessie pourront peut-être réaliser ces conditions d'asepsie.

En résumé, quelle que soit la gravité des cas, la prostatectomie transvésicale totale peut être utilisée, la crainte des hémorragies n'a plus sa raison d'être avec un tamponnement bien fait de la loge prostatique. Quant à l'infection, le traitement séparé de la loge prostatique et de la vessie permettra de la localiser et d'en être maître. La technique est d'ailleurs destinée à se perfectionner rapidement. La grosse question est ici de ne pas perdre les malades dans les premiers jours qui suivent l'opération ; si on évite cette gravité immédiate reprochée à la prostatectomie tranvésicale, des soins attentifs suffiront pour guérir le malade. Tel est le procédé imaginé par notre maître M. le docteur Escat : les résultats en ont été excellents, comme on pourra s'en rendre compte par les deux observations qui nous ont été communiquées par ce maître.

Observation Première

(Inédite)

Due à l'obligeance de M. le docteur Escat

Hypertrophie de la prostate. — Rétention complète depuis 6 ans. — Cystite ammoniacale et calcul vésical, polyurie trouble symptomatique de pyelonéphrite. — Prostatectomie transvésicale. — Drainage vésical tubulaire et tamponnement de la loge prostatique par traction intra uréthrale. — Guérison. — La prostate pesait 80 grammes. — Calcul volume d'une datte.

Francesco C..., âgé de 66 ans, vient me consulter en février 1906 pour des crises vésicales. Prostatique en rétention complète depuis 6 ans, il se sonde depuis cette époque, sans le moindre soin de propreté. C'est un vieillard usé, doublement herniaire, dont l'état général est précaire ; il s'alimente cependant assez bien et la langue, saburrale, est humide.

L'urine est très sale, fétide, la vessie accepte facilement 150 grammes d'eau bouillie, l'exploration métallique décèle un gros calcul phosphatique. La prostate est volumineuse, type d'hypertrophie banale a consistance molle adénomateuse.

Prostatectomie transvésicale le 16 février 1906 avec l'assistance de mon excellent collègue le professeur Imbert, qui a bien voulu recevoir ce malade dans son service.

. Le malade a été soumis les jours précédents à l'urotropine et aux lavages antiseptiques vésicaux.

Le 16 février, lavage vésical avec ma grande sonde métallique bicourbée, eau bouillie, puis nitrate d'argent.

La vessie est incisée vide, incision hypogastrique classique, en position inclinée, l'écarteur de Legueu écartant les muscles droits.

Exploration vésicale, extraction d'un calcul phosphatique du volume d'une datte. La prostate fait saillie intra-vésicale en cul de poule, elle est mollasse et saignante, un coup de ciseaux derrière cette grosse lèvre molle amorce le clivage, l'index droit le complète en dégageant successivement le lobe gauche, les faces latérales, le lobe droit. La commissure anté-rieure cède, la glande est extraite en huit minutes. Après toi-lette vésicale soignée, de façon à ne pas laisser de fragments calculeux, je fais un grand lavage à l'eau très chaude et je pratique immédiatement le tamponnement de la loge par mon procédé.

Une grande compresse carrée est trouée en son centre pour laisser passer une forte soie qui referme par un nœud coulant le trou de la compresse et on a' alors un Mickulitz à deux chefs, l'un des chefs est engagé dans la vessie, fixé à l'extré-mité de la sonde et attiré fortement dans l'urèthre, de dedans en dehors. La compresse repliée sur elle-même en parapluie vient ainsi s'appliquer intimément sur les parois de la loge prostatique et contre la tranche uréthrale, elle réalise ainsi un tamponnement parfait, que l'on rend encore plus effectif en engageant dans le sac ainsi formé une longue mèche de gaze que l'on tasse suivant les dimensions de la cavité. En cas d'hémorragie, il est facile d'augmenter ainsi la compres-sion pendant que la soie qui sort du méat permet ainsi une compression précise et puissante. Ce mode de tamponnement rappelle le tamponnement postérieur des fosses nasales.

Au centre de la compresse, j'avais mis 5 grammes d'une poudre composée de 1 gramme d'iodoforme et 4 grammes d'antipyrine. En arrière de ce tamponnement, j'ai drainé la vessie par un gros tube en caoutchouc, moins gros que celui de Freyer, 0,015 millimètres de diamètre.

Un ajutage mobile en verre fut fixé dans le drain et permit

de recueillir dans un urinal une partie des urines, mais le malade fut quand même mouillé.

Au-dessus pansement absorbant. Malgré la gravité extrême des cas, je n'ai eu ni hémorragie, ni infection ; la température n'a jamais dépassé 37°.

Je n'ai eu de craintes qu'au point de vue urémique, le malade ayant eu du hoquet pendant 10 jours. Il but constamment du lait et du thé et continua à uriner très abondamment. Son état général est toujours resté bon.

J'ai enlevé le tamponnement à la gaze le 3ᵉ jour, il n'y a pas eu d'hémorragie ; j'ai également enlevé le gros drain et j'ai placé deux drains plus petits, un dans la cavité prostatique, l'autre dans la vessie. Matin et soir des lavages boriqués et nitratés sont pratiqués par ces deux drains.

A partir du 15ᵉ jour, je n'ai pas suivi moi-même le malade, et il a été soigné par l'interne du service, M. Vincentelli. L'incurie du malade n'a permis que tard de compléter la fermeture par la sonde à demeure ; cette dernière n'a pu être placé que vers la 3ᵉ semaine.

Malgré des conditions déplorables inhérentes au malade, la guérison était complète fin mars, 45 jours après. La vessie se vidait parfaitement ; les urines redevenues claires avaient perdu leur couleur pâle et retrouvé leur matière colorante. Plus d'albumine, quelques filaments sans importance ; l'urèthre parfaitement perméable.

Le malade, revu 4 mois après, était dans un merveilleux état de santé.

OBSERVATION II

Hypertrophie de la prostate. — Rétention complète depuis 6 ans. — Cystite ammoniacale avec calculs phosphatiques récidivés. — Taille hypogastrique. — Lithotritie. — Finalement. — Prostatectomie transvesicale. — Drainage tubulaire de la vessie et tamponnement de la loge prostatique par traction intra-uréthrale. — Guérison après quelques accidents infectieux dus à un fragment de calcul resté dans la cavité prévesicale. — La prostate pesait 60 grammes. — Calcul volume d'un œuf de poule.

V..., âgé de 68 ans, prostatique depuis 6 ans, a déjà été opéré par moi de taille hypogastrique, il y a deux ans pour calculs phosphatiques. La récidive a été très rapide, malgré l'usage constant de 3 grammes d'urotropine et 4 lavages quotidiens à l'eau boriquée et au nitrate d'argent. J'ai dû faire une lithotritie 6 mois après. Elle fut suivie d'amélioration très nette et les urines retrouvèrent un moment une légère acidité ; mais la récidive fut encore rapide et en avril 1906, les calculs s'étant reproduits, une tentative de lithotricie fut faite. Je fis en même temps la résection des canaux déférents le malade refusant toute autre opération sanglante, mais le volume et la situation du calcul, l'état douloureux de la vessie rendirent les manœuvres vésicales impossibles.

La prostatectomie restait la dernière ressource pour ce malade perdu à bref délai et dans une situation des plus pénibles. On le sondait toutes les heures le jour, et il gardait la sonde la nuit. L'état général cependant était assez bon et le malade s'alimentait convenablement, mon impression était qu'il n'y avait pas d'infection ascendante.

Le cœur et l'artério-sclérose donnaient cependant de grandes inquiétudes et il fallait bien, que la situation fût intolérable, sans issue palliative, pour imposer à ce malade une intervention sérieuse. Prostatectomie vésicale le 23 avril 1906.

Je priai mon ami, M. le professeur Imbert de vouloir bien m'assister. Lorsque j'avais taillé ce malade il y a deux ans, dès que la vessie fut ouverte, j'avais dû faire face à une très grave hémorragie due à l'état de la muqueuse vésicale. J'avais tout lieu de craindre que l'extirpation de la prostate serait accompagnée d'une hémorragie plus forte encore que la première ; mais je comptais bien que le tamponnement appliqué suivant ma méthode en serait maître.

Après lavage de la vessie à l'eau stérilisée et au nitrate d'argent, dissection de l'ancienne cicatrice de taille, après avoir repéré le bord des muscles droits, j'isole facilement la face antérieure de la vessie fortement adhérente sur tous les points. Je place l'écarteur de Legueu. Incision de la vessie vide entre deux pinces, énorme concrétion phosphatique derrière la prostate. Je la saisis avec la tenette, mais malheureusement elle se brise en fragments nombreux. La muqueuse vésicale saignait abondamment. Comme la première fois, je dois pratiquer l'extraction des fragments avec rapidité, puis je tamponne la vessie pendant quelques instants. Je retire les tampons et je procède à une nouvelle toilette vésicale de toute la vessie, qui est garnie de cellules et spécialement organisée pour la récidive.

Je procède ensuite à l'extirpation de la prostate par la méthode de Freyer, une main gantée dans le rectum, je clive la face postérieure de la prostate et j'énucléc la glande, méthodiquement, en quelques minutes, n'ayant eu de difficultés qu'à la partie antérieure qui est difficile à séparer de la portion membraneuse. J'ai eu à ce moment beaucoup de peine pour dégager la partie antérieure de la glande qui est fortement hypertrophiée.

La glande enlevée, je pratique un tamponnement momentané avec des pinces montées, car l'hémorragie est abondante. Je place ensuite mon tampon Mickulicz à double chef de traction ; dans le fond du sac j'ai placé comme la première fois 5 grammes d'un mélange de 1 gramme d'iodoforme et 4 grammes d'antipyrine. J'ai tassé ensuite trois mèches de gaze, pendant que je faisais tirer sur le chef uréthral par un aide pour bien comprimer la tranche uréthrale. le chef uréthal est noué après refoulement de la verge en arrière autour d'une compresse.

Dans la vessie, je place un très gros drain pouvant être nettoyé facilement avec une pince hémostatique en cas de caillots. Deux points de suture au catgut sont placés derrière le drain, une compresse de gaze est placée en arrière et sur les côtés du drain. Pansement absorbant, léger shock pendant quelques heures : 500 grammes de sérum, huile camphrée toutes les deux heures, caféïne. Le malade étant ramené dans son lit, je constate un écoulement sanguin par le méat ; sang rouge vif, qui s'échappe goutte à goutte comme une épistaxis. Je pratique immédiatement une traction soutenue sur le chef uréthral et le saignement qui vient certainement de la tranche uréthrale s'arrête rapidement. Depuis, le malade n'a plus saigné. Le soir, 38°3, le malade est remonté, langue humide, pouls un peu mou, mais régulier. 100 pulsations. Lavage vésical par le gros drain, eau boriquée et nitratée. Ce lavage a été continué depuis deux fois par jour. La température tombe à 37°.

Le 3ᵉ jour, j'enlève le tampon ; j'ai eu quelques difficultés parce que les mèches centrales étaient volumineuses et fortement tassées. Il n'y a pas eu d'écoulement sanguin. Je place un petit drain dans la cavité prostatique. Le malade va à la selle spontanément.

Le 5ᵉ jour j'enlève le gros et le petit drain. Je place une

sonde à demeure qui fonctionne très bien, la vessie retient le liquide, qui ressort clair. Il y a, à partir de ce moment, une légère élévation de température que je ne m'explique pas, mais l'état général est excellent ; l'alimentation se fait très bien et la cicatrisation de la plaie marche merveilleusement.

Je suis obligé de changer très souvent les sondes, dont l'extrémité s'altère rapidement dans la loge prostatique. Jusqu'au 12 mai progrès rapides, la miction spontanée est presque complète, et je présume que dans une quinzaine de jours le malade sera sur pied.

Le 13 mai je constate cependant que du pus débouche par l'orifice de la plaie, et les jours suivants la température s'élève progressivement, la cicatrisation profonde paraît être retardée par quelque chose d'anormal ; par contre, la cicatrisation superficielle est très rapide, et la rétraction du tissu cicatriciel de l'ancienne taille réduit l'orifice hypogastrique trop rapidement.

Le 24 mai je pratique une exploration de la plaie avec une sonde cannelée, et je sens un fragment de calcul sous le muscle droit gauche. A l'aide d'une pince hémostatique et après de longues tentatives, je ne parviens à en extraire qu'un fragment de la grosseur d'un pois, mais je sens encore le contact graveleux. Ce sont évidemment des débris du calcul primitif restés dans la cavité prévésicale et emprisonnés par la cicatrisation. Le soir de cette extraction, frisson intense. Température 40°3, état inquiétant. Le lendemain je fais une nouvelle tentative d'extraction après un léger débridement rendu très difficile par la rétraction cicatricielle de l'ancienne taille. Toutefois la paroi abdominale est très mince à la partie supérieure de la plaie et nul débridement n'est possible en ce point. En dépit de mes tentatives d'extraction, je ne puis enlever le gravier, je me décide à anesthésier immédiatement le malade au kélène. L'anesthésie est pratiquée par le docteur Hawthorn sur un malade dont la température atteint 40°4 ; je débride avec la plus grande précaution et avec beaucoup de difficultés, et je puis me rendre compte, pendant un effort de toux du malade, que tout débridement en haut ferait courir le risque d'une ouverture fatale du péritoine. Mon index arrive sous le droit gauche dans une loge fortement bridée, où s'est enkysté le calcul ; je suis obligé de débrider l'orifice de cette cellule cicatricielle pour extraire le corps étranger. Je pratique une exploration soignée de tous les recoins et j'extrais un petit fragment de la vessie. Avec mon doigt je puis constater que la cicatrisation de la loge prostatique est en excellente voie ; je sens très bien le nouveau col vésical. Je replace un très gros drain et j'enlève la sonde à demeure. Le soir la température est d'abord très élevée, puis elle tombe peu à peu. Finalement tout rentre dans l'ordre.

Pendant 4 jours tout marche à souhait, malgré une légère élévation de température. Le drain est expulsé le 4ᵉ jour. je le replace et je mets en même temps une sonde à demeure dans l'urèthre, qui permet de faire des lavages vésicaux toutes les deux heures.

Le 1ᵉʳ juin, nouveau frisson, état général très inquiétant, la sonde à demeure s'étant déplacée dans la nuit ; cet incident me paraît être la cause de cet accès. Je l'enlève et je mets une canule recourbée en caoutchouc, calibre 25 et 22, formant double tube et permettant de grands lavages à l'eau oxygénée.

Le 5 juillet, je replace la sonde à demeure ; naturellement la fistule hypogastrique persiste encore, mais elle est en bonne voie de cicatrisation ; parfois même elle se bouche et j'ai la satisfaction de constater que le malade vide parfaitement sa vessie par la voie naturelle.

Le 10 juillet, urines limpides et acides ; la fistule diminue progressivement, état général parfait.

Le 17 juillet, fistule fermée, urines limpides, mais le malade est maintenu à la sonde à demeure pendant quelques jours pour consolider la cicatrice.

Il m'a paru, en mettant la sonde à demeure, qu'il y aurait diminution du calibre de l'urèthre et peut-être tendance au rétrécissement. J'ai passé de gros Béniqué et j'apprendrai au malade à en passer un. L'extirpation de la glande ayant été très régulière, j'attribue cette complication à l'état cicatriciel dû à l'ancienne taille. Nous ferons remarquer que ce malade aurait guéri très rapidement et sans incidents si ce fragment de calcul n'avait pas modifié pendant quelque temps les suites opératoires.

CONCLUSIONS

1° La valeur thérapeutique de la prostatectomie totale par la méthode périnéale ou par la méthode transvésicale est aujourd'hui indiscutée.

2° La prostatectomie transvésicale totale est plus facile, donne de meilleurs résultats a moins d'inconvénients postopératoires que la périnéale, mais elle est plus dangereuse.

3° Les complications les plus fréquentes de la prostatectomie transvésicale sont : l'hémorragie et l'infection qui a pour causes les mauvaises conditions dans lesquelles se fait le drainage hypogastrique (non-déclivité, sens contraire à la pesanteur).

4° La prostatectomie transvésicale, pratiquée surtout en Angleterre et en Amérique, fait tous les jours de nouveaux adeptes dans les autres pays. Beaucoup de chirurgiens délaissent actuellement la prostatectomie périnéale pour pratiquer la transvésicale. La voie haute deviendra la méthode de choix lorsqu'on pourra lutter efficacement contre l'hémorragie et éviter l'infection.

5° Il n'existe pas de méthode de drainage parfaite après la prostatectomie transvésicale, mais les procédés qui ont été utilisés jusqu'à présent, peuvent donner cependant une sécurité suffisante. Tous ont donné des succès et des revers.

6° Néanmoins il nous paraît que la gravité immédiate reprochée au procédé transvésical, peut être évitée par le double drainage de la vessie et de la loge prostatique et par le tamponnement précis de cette loge prostatique.

7° Le procédé de Nicolich et surtout le procédé d'Escat mettent sûrement à l'abri des hémorragies. Le tamponnement de la loge prostatique par le procédé d'Escat donne la sécurité absolue au point de vue de l'hémostase.

8° Un grand progrès reste encore à accomplir, c'est celui de l'évacuation constante de l'urine à mesure qu'elle s'accumule dans la vessie. L'aspiration par la pompe où l'irrigation continue de la vessie pourront peut-être réaliser ce dernier desideratum.

INDEX BIBLIOGRAPHIQUE

ALBARAN. — Les tumeurs de la vessie.

P. DUVAL. — Société de chirurgie de Paris, 1906, 4 juillet.

ESCAT. — Rapport à la huitième session d'Urologie française, 1904.

— Communications faites à la cinquième session de l'Association française d'Urologie.

FORGUE. — Précis de pathologie externe.

FREYER. — British Medical Journal, 21 juillet 1901.

— British Medical Journal (série de publications de 1901 à 1906).

— The Lancet (série de publications de 1901 à 1906).

FULLER. — The radical treatment of prostatic hypertrophy. Med. Record, 1898.

— The American Ass. of gen-urin-surgeons (29 et 30 avril 1902).

HARTMANN. — Congrès international de Chirurgie, Bruxelles, 1905.

ISRAEL. — 34e Congrès de Chirurgie allemande, Berlin, 1905.

LE DENTU ET PIERRE DELBET. — Traité de chirurgie clinique et opératoire (tome 9).

LEGUEU. — Compte-rendu de la huitième session de l'Association française d'Urologie, 1904.

— Compte-rendu de la neuvième session de l'Association française d'Urologie, 1905.

— Rapport au XVe Congrès international de médecine, 1906.

LOUMEAU. — Compte-rendu de la huitième session de l'Association française d'Urologie, 1904.

NICOLICH. — Compte-rendu de la huitième session de l'Association française d'Urologie, 1904.

— Compte-rendu de la neuvième session de l'Association française d'Urologie, 1905.

MAC-GILL. — On supra-pubic prostatectomy for chronic prostatic hypertrophy. Trans-Surgery Society of London, 1887.

PASQUION. — De la prostatectomie sus-pubienne. Thèse de Bordeaux, 1899-1900, n° 6.

POUSSON. — Société de Chirurgie de Paris, 1899.

PRÉDAL. — La prostatectomie contre les accidents du prostatisme et en particulier contre la rétention. Thèse de Paris, 1897.

JARVIS et R. PROUST. — La méthode de Freyer. Presse Médicale, 1903.

— Rapport à la huitième session de l'Association française d'Urologie, 1904.

— Traitement de l'hypertrophie prostatique par la prostatectomie (2 janvier 1906).

W.-G. RICHARDSON. — On the development and anatomy of the prostate gland together with on account of its injuries and diseases and their surgical treatment, 1904.

TESTUT. — Traité d'anatomie.

TILLAUX. — Traité d'anatomie topographique.

TUFFIER. — Rapport au XVe Congrès international de Medecine.

L. VILLENEUVE (de Marseille). — De la substitution de la taille hypogastrique aux différentes méthodes de tailles périnéales comme méthode générale. Revue de Chirurgie, 1883.

Archives provinciales de Chirurgie (de 1900 à juillet 1906).

Annales des maladies des organes génito-urinaires (de 1900 à juillet 1906).

Bulletin médical (de 1900 à juillet 1906).

Bulletin de la Société de Chirurgie (de 1900 à juillet 1906).

Gazette des Hôpitaux (de 1900 à juillet 1906).

Presse Médicale (de 1900 à juillet 1906).

Semaine Médicale (de 1900 à juillet 1906).

Revue de Chirurgie (de 1900 à juillet 1906).

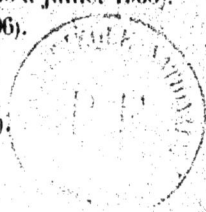